Dieses Rezeptbuch gehört

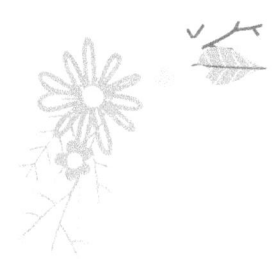

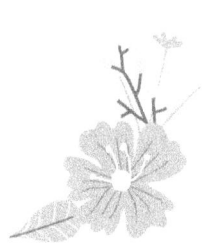

REZEPTNAME

KATEGORIE

ARBEITSZEIT   KOCH-/BACKZEIT

PORTIONEN
1 2 3 4 5 6 ...

BEWERTUNG
☆ ☆ ☆ ☆ ☆

SCHWIERIGKEITSGRAD
○ ○ ○ ○ ○ ○

DATUM

QUELLE

ZUTATEN   ZUBEREITUNG

NOTIZEN

REZEPTNAME

KATEGORIE

ARBEITSZEIT   KOCH-/BACKZEIT

PORTIONEN
1 2 3 4 5 6 ...

BEWERTUNG
☆ ☆ ☆ ☆ ☆

SCHWIERIGKEITSGRAD
○ ○ ○ ○ ○ ○

DATUM

QUELLE

ZUTATEN   ZUBEREITUNG

NOTIZEN

REZEPTNAME

KATEGORIE

ARBEITSZEIT   KOCH-/BACKZEIT

PORTIONEN
1 2 3 4 5 6 ...

BEWERTUNG
☆ ☆ ☆ ☆ ☆

SCHWIERIGKEITSGRAD
○ ○ ○ ○ ○ ○

DATUM

QUELLE

ZUTATEN   ZUBEREITUNG

NOTIZEN

REZEPTNAME

KATEGORIE

ARBEITSZEIT   KOCH-/BACKZEIT

PORTIONEN
1 2 3 4 5 6 ...

BEWERTUNG
☆ ☆ ☆ ☆ ☆

SCHWIERIGKEITSGRAD
○ ○ ○ ○ ○ ○

DATUM

QUELLE

ZUTATEN   ZUBEREITUNG

NOTIZEN

REZEPTNAME

KATEGORIE

ARBEITSZEIT   KOCH-/BACKZEIT

PORTIONEN
1 2 3 4 5 6 ...

BEWERTUNG
☆ ☆ ☆ ☆ ☆

SCHWIERIGKEITSGRAD
○ ○ ○ ○ ○ ○

DATUM

QUELLE

ZUTATEN   ZUBEREITUNG

NOTIZEN

REZEPTNAME

KATEGORIE

ARBEITSZEIT   KOCH-/BACKZEIT

PORTIONEN
1 2 3 4 5 6 ...

BEWERTUNG
☆ ☆ ☆ ☆ ☆

SCHWIERIGKEITSGRAD
○ ○ ○ ○ ○ ○

DATUM

QUELLE

ZUTATEN   ZUBEREITUNG

NOTIZEN

REZEPTNAME

KATEGORIE

ARBEITSZEIT   KOCH-/BACKZEIT

PORTIONEN
1 2 3 4 5 6 ...

BEWERTUNG
☆ ☆ ☆ ☆ ☆

SCHWIERIGKEITSGRAD
○ ○ ○ ○ ○ ○

DATUM

QUELLE

ZUTATEN   ZUBEREITUNG

NOTIZEN

REZEPTNAME

KATEGORIE

ARBEITSZEIT   KOCH-/BACKZEIT

PORTIONEN
1 2 3 4 5 6 ...

BEWERTUNG
☆ ☆ ☆ ☆ ☆

SCHWIERIGKEITSGRAD
○ ○ ○ ○ ○ ○

DATUM

QUELLE

ZUTATEN   ZUBEREITUNG

NOTIZEN

REZEPTNAME

KATEGORIE

ARBEITSZEIT   KOCH-/BACKZEIT

PORTIONEN
1 2 3 4 5 6 ...

BEWERTUNG
☆ ☆ ☆ ☆ ☆

SCHWIERIGKEITSGRAD
○ ○ ○ ○ ○ ○

DATUM

QUELLE

ZUTATEN   ZUBEREITUNG

NOTIZEN

REZEPTNAME

KATEGORIE

ARBEITSZEIT   KOCH-/BACKZEIT

PORTIONEN
1 2 3 4 5 6 ...

BEWERTUNG
☆ ☆ ☆ ☆ ☆

SCHWIERIGKEITSGRAD
○ ○ ○ ○ ○ ○

DATUM

QUELLE

ZUTATEN   ZUBEREITUNG

NOTIZEN

REZEPTNAME

KATEGORIE

ARBEITSZEIT   KOCH-/BACKZEIT

PORTIONEN
1 2 3 4 5 6 ...

BEWERTUNG
☆ ☆ ☆ ☆ ☆

SCHWIERIGKEITSGRAD
○ ○ ○ ○ ○ ○

DATUM

QUELLE

ZUTATEN

ZUBEREITUNG

NOTIZEN

REZEPTNAME

KATEGORIE

ARBEITSZEIT   KOCH-/BACKZEIT

PORTIONEN
1 2 3 4 5 6 ...

BEWERTUNG
☆ ☆ ☆ ☆ ☆

SCHWIERIGKEITSGRAD
○ ○ ○ ○ ○ ○

DATUM

QUELLE

ZUTATEN   ZUBEREITUNG

NOTIZEN

REZEPTNAME

KATEGORIE

ARBEITSZEIT   KOCH-/BACKZEIT

PORTIONEN
1 2 3 4 5 6 ...

BEWERTUNG
☆ ☆ ☆ ☆ ☆

SCHWIERIGKEITSGRAD
○ ○ ○ ○ ○ ○

DATUM

QUELLE

ZUTATEN   ZUBEREITUNG

NOTIZEN

REZEPTNAME

KATEGORIE

ARBEITSZEIT   KOCH-/BACKZEIT

PORTIONEN
1 2 3 4 5 6 …

BEWERTUNG
☆ ☆ ☆ ☆ ☆

SCHWIERIGKEITSGRAD
○ ○ ○ ○ ○ ○

DATUM

QUELLE

ZUTATEN   ZUBEREITUNG

NOTIZEN

REZEPTNAME

KATEGORIE

ARBEITSZEIT   KOCH-/BACKZEIT

PORTIONEN
1 2 3 4 5 6 ...

BEWERTUNG
☆ ☆ ☆ ☆ ☆

SCHWIERIGKEITSGRAD
○ ○ ○ ○ ○ ○

DATUM

QUELLE

ZUTATEN   ZUBEREITUNG

NOTIZEN

REZEPTNAME

KATEGORIE

ARBEITSZEIT   KOCH-/BACKZEIT

PORTIONEN
1 2 3 4 5 6 ...

BEWERTUNG
☆ ☆ ☆ ☆ ☆

SCHWIERIGKEITSGRAD
○ ○ ○ ○ ○ ○

DATUM

QUELLE

ZUTATEN   ZUBEREITUNG

NOTIZEN

REZEPTNAME

KATEGORIE

ARBEITSZEIT   KOCH-/BACKZEIT

PORTIONEN
1 2 3 4 5 6 ...

BEWERTUNG
☆ ☆ ☆ ☆ ☆

SCHWIERIGKEITSGRAD
○ ○ ○ ○ ○ ○

DATUM

QUELLE

ZUTATEN   ZUBEREITUNG

NOTIZEN

REZEPTNAME

KATEGORIE

ARBEITSZEIT   KOCH-/BACKZEIT

PORTIONEN
1 2 3 4 5 6 ...

BEWERTUNG
☆ ☆ ☆ ☆ ☆

SCHWIERIGKEITSGRAD
○ ○ ○ ○ ○ ○

DATUM

QUELLE

ZUTATEN   ZUBEREITUNG

NOTIZEN

REZEPTNAME

BEWERTUNG
☆ ☆ ☆ ☆ ☆

KATEGORIE

SCHWIERIGKEITSGRAD
○ ○ ○ ○ ○ ○

ARBEITSZEIT   KOCH-/BACKZEIT

DATUM

PORTIONEN
1 2 3 4 5 6 …

QUELLE

ZUTATEN   ZUBEREITUNG

NOTIZEN

REZEPTNAME

KATEGORIE

ARBEITSZEIT   KOCH-/BACKZEIT

PORTIONEN
1 2 3 4 5 6 ...

BEWERTUNG
☆ ☆ ☆ ☆ ☆

SCHWIERIGKEITSGRAD
○ ○ ○ ○ ○ ○

DATUM

QUELLE

ZUTATEN   ZUBEREITUNG

NOTIZEN

REZEPTNAME

KATEGORIE

ARBEITSZEIT   KOCH-/BACKZEIT

PORTIONEN
1 2 3 4 5 6 ...

BEWERTUNG
☆ ☆ ☆ ☆ ☆

SCHWIERIGKEITSGRAD
○ ○ ○ ○ ○ ○

DATUM

QUELLE

ZUTATEN   ZUBEREITUNG

NOTIZEN

REZEPTNAME

KATEGORIE

ARBEITSZEIT   KOCH-/BACKZEIT

PORTIONEN
1 2 3 4 5 6 ...

BEWERTUNG
☆ ☆ ☆ ☆ ☆

SCHWIERIGKEITSGRAD
○ ○ ○ ○ ○ ○

DATUM

QUELLE

ZUTATEN   ZUBEREITUNG

NOTIZEN

REZEPTNAME

BEWERTUNG

☆ ☆ ☆ ☆ ☆

KATEGORIE

SCHWIERIGKEITSGRAD

○ ○ ○ ○ ○ ○

ARBEITSZEIT   KOCH-/BACKZEIT

PORTIONEN

1 2 3 4 5 6 ...

DATUM

QUELLE

ZUTATEN   ZUBEREITUNG

NOTIZEN

REZEPTNAME

KATEGORIE

ARBEITSZEIT   KOCH-/BACKZEIT

PORTIONEN
1 2 3 4 5 6 ...

BEWERTUNG
☆ ☆ ☆ ☆ ☆

SCHWIERIGKEITSGRAD
○ ○ ○ ○ ○ ○

DATUM

QUELLE

ZUTATEN   ZUBEREITUNG

NOTIZEN

REZEPTNAME

KATEGORIE

ARBEITSZEIT   KOCH-/BACKZEIT

PORTIONEN
1 2 3 4 5 6 ...

BEWERTUNG
☆ ☆ ☆ ☆ ☆

SCHWIERIGKEITSGRAD
○ ○ ○ ○ ○ ○

DATUM

QUELLE

ZUTATEN

ZUBEREITUNG

NOTIZEN

REZEPTNAME

KATEGORIE

ARBEITSZEIT   KOCH-/BACKZEIT

PORTIONEN
1 2 3 4 5 6 ...

BEWERTUNG
☆ ☆ ☆ ☆ ☆

SCHWIERIGKEITSGRAD
○ ○ ○ ○ ○ ○

DATUM

QUELLE

ZUTATEN   ZUBEREITUNG

NOTIZEN

REZEPTNAME

KATEGORIE

ARBEITSZEIT   KOCH-/BACKZEIT

PORTIONEN
1 2 3 4 5 6 ...

BEWERTUNG
☆ ☆ ☆ ☆ ☆

SCHWIERIGKEITSGRAD
○ ○ ○ ○ ○ ○

DATUM

QUELLE

ZUTATEN

ZUBEREITUNG

NOTIZEN

REZEPTNAME

KATEGORIE

ARBEITSZEIT   KOCH-/BACKZEIT

PORTIONEN
1 2 3 4 5 6 ...

BEWERTUNG
☆ ☆ ☆ ☆ ☆

SCHWIERIGKEITSGRAD
○ ○ ○ ○ ○ ○

DATUM

QUELLE

ZUTATEN   ZUBEREITUNG

NOTIZEN

REZEPTNAME

KATEGORIE

ARBEITSZEIT   KOCH-/BACKZEIT

PORTIONEN
1 2 3 4 5 6 ...

BEWERTUNG
☆ ☆ ☆ ☆ ☆

SCHWIERIGKEITSGRAD
○ ○ ○ ○ ○ ○

DATUM

QUELLE

ZUTATEN   ZUBEREITUNG

NOTIZEN

REZEPTNAME

KATEGORIE

ARBEITSZEIT   KOCH-/BACKZEIT

PORTIONEN
1 2 3 4 5 6 ...

BEWERTUNG
☆ ☆ ☆ ☆ ☆

SCHWIERIGKEITSGRAD
○ ○ ○ ○ ○ ○

DATUM

QUELLE

ZUTATEN   ZUBEREITUNG

NOTIZEN

REZEPTNAME

BEWERTUNG
☆ ☆ ☆ ☆ ☆

KATEGORIE

SCHWIERIGKEITSGRAD
○ ○ ○ ○ ○ ○

ARBEITSZEIT   KOCH-/BACKZEIT

DATUM

PORTIONEN
1 2 3 4 5 6 ...

QUELLE

ZUTATEN   ZUBEREITUNG

NOTIZEN

REZEPTNAME

KATEGORIE

ARBEITSZEIT   KOCH-/BACKZEIT

PORTIONEN
1 2 3 4 5 6 …

BEWERTUNG
☆ ☆ ☆ ☆ ☆

SCHWIERIGKEITSGRAD
○ ○ ○ ○ ○ ○

DATUM

QUELLE

ZUTATEN   ZUBEREITUNG

NOTIZEN

REZEPTNAME

KATEGORIE

ARBEITSZEIT   KOCH-/BACKZEIT

PORTIONEN
1 2 3 4 5 6 ...

BEWERTUNG
☆ ☆ ☆ ☆ ☆

SCHWIERIGKEITSGRAD
○ ○ ○ ○ ○ ○

DATUM

QUELLE

ZUTATEN   ZUBEREITUNG

NOTIZEN

REZEPTNAME

KATEGORIE

ARBEITSZEIT   KOCH-/BACKZEIT

PORTIONEN
1 2 3 4 5 6 ...

BEWERTUNG
☆ ☆ ☆ ☆ ☆

SCHWIERIGKEITSGRAD
○ ○ ○ ○ ○ ○

DATUM

QUELLE

ZUTATEN   ZUBEREITUNG

NOTIZEN

REZEPTNAME

KATEGORIE

ARBEITSZEIT   KOCH-/BACKZEIT

PORTIONEN
1 2 3 4 5 6 ...

BEWERTUNG
☆ ☆ ☆ ☆ ☆

SCHWIERIGKEITSGRAD
○ ○ ○ ○ ○ ○

DATUM

QUELLE

ZUTATEN   ZUBEREITUNG

NOTIZEN

REZEPTNAME

KATEGORIE

ARBEITSZEIT   KOCH-/BACKZEIT

PORTIONEN
1 2 3 4 5 6 ...

BEWERTUNG
☆ ☆ ☆ ☆ ☆

SCHWIERIGKEITSGRAD
○ ○ ○ ○ ○ ○

DATUM

QUELLE

ZUTATEN   ZUBEREITUNG

NOTIZEN

REZEPTNAME

KATEGORIE

ARBEITSZEIT   KOCH-/BACKZEIT

PORTIONEN
1 2 3 4 5 6 ...

BEWERTUNG
☆ ☆ ☆ ☆ ☆

SCHWIERIGKEITSGRAD
○ ○ ○ ○ ○ ○

DATUM

QUELLE

ZUTATEN   ZUBEREITUNG

NOTIZEN

REZEPTNAME

KATEGORIE

ARBEITSZEIT   KOCH-/BACKZEIT

PORTIONEN
1 2 3 4 5 6 ...

BEWERTUNG
☆ ☆ ☆ ☆ ☆

SCHWIERIGKEITSGRAD
○ ○ ○ ○ ○

DATUM

QUELLE

ZUTATEN   ZUBEREITUNG

NOTIZEN

REZEPTNAME

KATEGORIE

ARBEITSZEIT   KOCH-/BACKZEIT

PORTIONEN
1 2 3 4 5 6 ...

BEWERTUNG
☆ ☆ ☆ ☆ ☆

SCHWIERIGKEITSGRAD
○ ○ ○ ○ ○ ○

DATUM

QUELLE

ZUTATEN   ZUBEREITUNG

NOTIZEN

REZEPTNAME

KATEGORIE

ARBEITSZEIT   KOCH-/BACKZEIT

PORTIONEN
1 2 3 4 5 6 ...

BEWERTUNG
☆ ☆ ☆ ☆ ☆

SCHWIERIGKEITSGRAD
○ ○ ○ ○ ○ ○

DATUM

QUELLE

ZUTATEN   ZUBEREITUNG

NOTIZEN

REZEPTNAME

KATEGORIE

ARBEITSZEIT   KOCH-/BACKZEIT

PORTIONEN
1 2 3 4 5 6 …

BEWERTUNG
☆ ☆ ☆ ☆ ☆

SCHWIERIGKEITSGRAD
○ ○ ○ ○ ○ ○

DATUM

QUELLE

ZUTATEN   ZUBEREITUNG

NOTIZEN

REZEPTNAME

KATEGORIE

ARBEITSZEIT   KOCH-/BACKZEIT

PORTIONEN
1 2 3 4 5 6 ...

BEWERTUNG
☆ ☆ ☆ ☆ ☆

SCHWIERIGKEITSGRAD
○ ○ ○ ○ ○ ○

DATUM

QUELLE

ZUTATEN   ZUBEREITUNG

NOTIZEN

REZEPTNAME

KATEGORIE

ARBEITSZEIT   KOCH-/BACKZEIT

PORTIONEN
1 2 3 4 5 6 ...

BEWERTUNG
☆ ☆ ☆ ☆ ☆

SCHWIERIGKEITSGRAD
○ ○ ○ ○ ○ ○

DATUM

QUELLE

ZUTATEN   ZUBEREITUNG

NOTIZEN

REZEPTNAME

KATEGORIE

ARBEITSZEIT   KOCH-/BACKZEIT

PORTIONEN
1 2 3 4 5 6 ...

BEWERTUNG
☆ ☆ ☆ ☆ ☆

SCHWIERIGKEITSGRAD
○ ○ ○ ○ ○ ○

DATUM

QUELLE

ZUTATEN   ZUBEREITUNG

NOTIZEN

REZEPTNAME

BEWERTUNG
☆ ☆ ☆ ☆ ☆

KATEGORIE

SCHWIERIGKEITSGRAD
○ ○ ○ ○ ○ ○

ARBEITSZEIT   KOCH-/BACKZEIT

DATUM

PORTIONEN
1 2 3 4 5 6 ...

QUELLE

ZUTATEN   ZUBEREITUNG

NOTIZEN

REZEPTNAME

KATEGORIE

ARBEITSZEIT   KOCH-/BACKZEIT

PORTIONEN
1 2 3 4 5 6 ...

BEWERTUNG
☆ ☆ ☆ ☆ ☆

SCHWIERIGKEITSGRAD
○ ○ ○ ○ ○ ○

DATUM

QUELLE

ZUTATEN   ZUBEREITUNG

NOTIZEN

REZEPTNAME

KATEGORIE

ARBEITSZEIT   KOCH-/BACKZEIT

PORTIONEN
1 2 3 4 5 6 ...

BEWERTUNG
☆ ☆ ☆ ☆ ☆

SCHWIERIGKEITSGRAD
○ ○ ○ ○ ○ ○

DATUM

QUELLE

ZUTATEN

ZUBEREITUNG

NOTIZEN

REZEPTNAME

KATEGORIE

ARBEITSZEIT   KOCH-/BACKZEIT

PORTIONEN
1 2 3 4 5 6 ...

BEWERTUNG
☆ ☆ ☆ ☆ ☆

SCHWIERIGKEITSGRAD
○ ○ ○ ○ ○ ○

DATUM

QUELLE

ZUTATEN   ZUBEREITUNG

NOTIZEN

REZEPTNAME

KATEGORIE

ARBEITSZEIT   KOCH-/BACKZEIT

PORTIONEN
1 2 3 4 5 6 ...

BEWERTUNG
☆ ☆ ☆ ☆ ☆

SCHWIERIGKEITSGRAD
○ ○ ○ ○ ○ ○

DATUM

QUELLE

ZUTATEN

ZUBEREITUNG

NOTIZEN

REZEPTNAME

KATEGORIE

ARBEITSZEIT   KOCH-/BACKZEIT

PORTIONEN
1 2 3 4 5 6 ...

BEWERTUNG
☆ ☆ ☆ ☆ ☆

SCHWIERIGKEITSGRAD
○ ○ ○ ○ ○ ○

DATUM

QUELLE

ZUTATEN   ZUBEREITUNG

NOTIZEN

REZEPTNAME

KATEGORIE

ARBEITSZEIT   KOCH-/BACKZEIT

PORTIONEN
1 2 3 4 5 6 ...

BEWERTUNG
☆ ☆ ☆ ☆ ☆

SCHWIERIGKEITSGRAD
○ ○ ○ ○ ○ ○

DATUM

QUELLE

ZUTATEN   ZUBEREITUNG

NOTIZEN

REZEPTNAME

KATEGORIE

ARBEITSZEIT   KOCH-/BACKZEIT

PORTIONEN
1 2 3 4 5 6 ...

BEWERTUNG
☆ ☆ ☆ ☆ ☆

SCHWIERIGKEITSGRAD
○ ○ ○ ○ ○ ○

DATUM

QUELLE

ZUTATEN   ZUBEREITUNG

NOTIZEN

REZEPTNAME

KATEGORIE

ARBEITSZEIT   KOCH-/BACKZEIT

PORTIONEN
1 2 3 4 5 6 ...

BEWERTUNG
☆ ☆ ☆ ☆ ☆

SCHWIERIGKEITSGRAD
○ ○ ○ ○ ○ ○

DATUM

QUELLE

ZUTATEN   ZUBEREITUNG

NOTIZEN

REZEPTNAME

KATEGORIE

ARBEITSZEIT   KOCH-/BACKZEIT

PORTIONEN
1 2 3 4 5 6 ...

BEWERTUNG
☆ ☆ ☆ ☆ ☆

SCHWIERIGKEITSGRAD
○ ○ ○ ○ ○ ○

DATUM

QUELLE

ZUTATEN   ZUBEREITUNG

NOTIZEN

REZEPTNAME

KATEGORIE

ARBEITSZEIT   KOCH-/BACKZEIT

PORTIONEN
1 2 3 4 5 6 ...

BEWERTUNG
☆ ☆ ☆ ☆ ☆

SCHWIERIGKEITSGRAD
○ ○ ○ ○ ○ ○

DATUM

QUELLE

ZUTATEN

ZUBEREITUNG

NOTIZEN

REZEPTNAME

KATEGORIE

ARBEITSZEIT   KOCH-/BACKZEIT

PORTIONEN
1 2 3 4 5 6 ...

BEWERTUNG
☆ ☆ ☆ ☆ ☆

SCHWIERIGKEITSGRAD
○ ○ ○ ○ ○ ○

DATUM

QUELLE

ZUTATEN   ZUBEREITUNG

NOTIZEN

REZEPTNAME

BEWERTUNG
☆ ☆ ☆ ☆ ☆

KATEGORIE

SCHWIERIGKEITSGRAD
○ ○ ○ ○ ○ ○

ARBEITSZEIT   KOCH-/BACKZEIT

DATUM

PORTIONEN
1 2 3 4 5 6 ...

QUELLE

ZUTATEN   ZUBEREITUNG

NOTIZEN

REZEPTNAME

KATEGORIE

ARBEITSZEIT   KOCH-/BACKZEIT

PORTIONEN
1 2 3 4 5 6 ...

BEWERTUNG
☆ ☆ ☆ ☆ ☆

SCHWIERIGKEITSGRAD
○ ○ ○ ○ ○ ○

DATUM

QUELLE

ZUTATEN   ZUBEREITUNG

NOTIZEN

REZEPTNAME

KATEGORIE

ARBEITSZEIT   KOCH-/BACKZEIT

PORTIONEN
1 2 3 4 5 6 ...

BEWERTUNG
☆ ☆ ☆ ☆ ☆

SCHWIERIGKEITSGRAD
○ ○ ○ ○ ○ ○

DATUM

QUELLE

ZUTATEN   ZUBEREITUNG

NOTIZEN

REZEPTNAME

KATEGORIE

ARBEITSZEIT   KOCH-/BACKZEIT

PORTIONEN
1 2 3 4 5 6 ...

BEWERTUNG
☆ ☆ ☆ ☆ ☆

SCHWIERIGKEITSGRAD
○ ○ ○ ○ ○ ○

DATUM

QUELLE

ZUTATEN   ZUBEREITUNG

NOTIZEN

REZEPTNAME

KATEGORIE

ARBEITSZEIT   KOCH-/BACKZEIT

PORTIONEN
1 2 3 4 5 6 ...

BEWERTUNG
☆ ☆ ☆ ☆ ☆

SCHWIERIGKEITSGRAD
○ ○ ○ ○ ○ ○

DATUM

QUELLE

ZUTATEN   ZUBEREITUNG

NOTIZEN

REZEPTNAME

KATEGORIE

ARBEITSZEIT   KOCH-/BACKZEIT

PORTIONEN
1 2 3 4 5 6 ...

BEWERTUNG
☆ ☆ ☆ ☆ ☆

SCHWIERIGKEITSGRAD
○ ○ ○ ○ ○ ○

DATUM

QUELLE

ZUTATEN   ZUBEREITUNG

NOTIZEN

REZEPTNAME

KATEGORIE

ARBEITSZEIT   KOCH-/BACKZEIT

PORTIONEN
1 2 3 4 5 6 ...

BEWERTUNG
☆ ☆ ☆ ☆ ☆

SCHWIERIGKEITSGRAD
○ ○ ○ ○ ○ ○

DATUM

QUELLE

ZUTATEN   ZUBEREITUNG

NOTIZEN

REZEPTNAME

KATEGORIE

ARBEITSZEIT   KOCH-/BACKZEIT

PORTIONEN
1 2 3 4 5 6 ...

BEWERTUNG
☆ ☆ ☆ ☆ ☆

SCHWIERIGKEITSGRAD
○ ○ ○ ○ ○ ○

DATUM

QUELLE

ZUTATEN   ZUBEREITUNG

NOTIZEN

REZEPTNAME

KATEGORIE

ARBEITSZEIT   KOCH-/BACKZEIT

PORTIONEN
1 2 3 4 5 6 ...

BEWERTUNG
☆ ☆ ☆ ☆ ☆

SCHWIERIGKEITSGRAD
○ ○ ○ ○ ○ ○

DATUM

QUELLE

ZUTATEN   ZUBEREITUNG

NOTIZEN

REZEPTNAME

KATEGORIE

ARBEITSZEIT   KOCH-/BACKZEIT

PORTIONEN
1 2 3 4 5 6 ...

BEWERTUNG
☆ ☆ ☆ ☆ ☆

SCHWIERIGKEITSGRAD
○ ○ ○ ○ ○ ○

DATUM

QUELLE

ZUTATEN   ZUBEREITUNG

NOTIZEN

REZEPTNAME

KATEGORIE

ARBEITSZEIT   KOCH-/BACKZEIT

PORTIONEN
1 2 3 4 5 6 ...

BEWERTUNG
☆ ☆ ☆ ☆ ☆

SCHWIERIGKEITSGRAD
○ ○ ○ ○ ○ ○

DATUM

QUELLE

ZUTATEN   ## ZUBEREITUNG

NOTIZEN

REZEPTNAME

KATEGORIE

ARBEITSZEIT   KOCH-/BACKZEIT

PORTIONEN
1 2 3 4 5 6 ...

BEWERTUNG
☆ ☆ ☆ ☆ ☆

SCHWIERIGKEITSGRAD
○ ○ ○ ○ ○ ○

DATUM

QUELLE

ZUTATEN   ZUBEREITUNG

NOTIZEN

REZEPTNAME

KATEGORIE

ARBEITSZEIT   KOCH-/BACKZEIT

PORTIONEN
1 2 3 4 5 6 ...

BEWERTUNG
☆ ☆ ☆ ☆ ☆

SCHWIERIGKEITSGRAD
○ ○ ○ ○ ○ ○

DATUM

QUELLE

ZUTATEN   ZUBEREITUNG

NOTIZEN

REZEPTNAME

KATEGORIE

ARBEITSZEIT   KOCH-/BACKZEIT

PORTIONEN
1 2 3 4 5 6 ...

BEWERTUNG
☆ ☆ ☆ ☆ ☆

SCHWIERIGKEITSGRAD
○ ○ ○ ○ ○ ○

DATUM

QUELLE

ZUTATEN   ZUBEREITUNG

NOTIZEN

REZEPTNAME

BEWERTUNG
☆ ☆ ☆ ☆ ☆

KATEGORIE

SCHWIERIGKEITSGRAD
○ ○ ○ ○ ○ ○

ARBEITSZEIT   KOCH-/BACKZEIT

DATUM

PORTIONEN
1 2 3 4 5 6 ...

QUELLE

ZUTATEN   ZUBEREITUNG

NOTIZEN

REZEPTNAME

KATEGORIE

ARBEITSZEIT   KOCH-/BACKZEIT

PORTIONEN
1 2 3 4 5 6 ...

BEWERTUNG
☆ ☆ ☆ ☆ ☆

SCHWIERIGKEITSGRAD
○ ○ ○ ○ ○ ○

DATUM

QUELLE

ZUTATEN   ZUBEREITUNG

NOTIZEN

REZEPTNAME

BEWERTUNG
☆ ☆ ☆ ☆ ☆

KATEGORIE

SCHWIERIGKEITSGRAD
○ ○ ○ ○ ○ ○

ARBEITSZEIT   KOCH-/BACKZEIT

DATUM

PORTIONEN
1 2 3 4 5 6 ...

QUELLE

ZUTATEN   ZUBEREITUNG

NOTIZEN

REZEPTNAME

KATEGORIE

ARBEITSZEIT   KOCH-/BACKZEIT

PORTIONEN
1 2 3 4 5 6 …

BEWERTUNG
☆ ☆ ☆ ☆ ☆

SCHWIERIGKEITSGRAD
○ ○ ○ ○ ○ ○

DATUM

QUELLE

ZUTATEN   ZUBEREITUNG

NOTIZEN

REZEPTNAME

BEWERTUNG
☆ ☆ ☆ ☆ ☆

KATEGORIE

SCHWIERIGKEITSGRAD
○ ○ ○ ○ ○ ○

ARBEITSZEIT   KOCH-/BACKZEIT

DATUM

PORTIONEN
1 2 3 4 5 6 …

QUELLE

ZUTATEN   ZUBEREITUNG

NOTIZEN

REZEPTNAME

KATEGORIE

ARBEITSZEIT   KOCH-/BACKZEIT

PORTIONEN
1 2 3 4 5 6 ...

BEWERTUNG
☆ ☆ ☆ ☆ ☆

SCHWIERIGKEITSGRAD
○ ○ ○ ○ ○ ○

DATUM

QUELLE

ZUTATEN   ZUBEREITUNG

NOTIZEN

REZEPTNAME

KATEGORIE

ARBEITSZEIT   KOCH-/BACKZEIT

PORTIONEN
1 2 3 4 5 6 ...

BEWERTUNG
☆ ☆ ☆ ☆ ☆

SCHWIERIGKEITSGRAD
○ ○ ○ ○ ○ ○

DATUM

QUELLE

ZUTATEN   ZUBEREITUNG

NOTIZEN

REZEPTNAME

KATEGORIE

ARBEITSZEIT   KOCH-/BACKZEIT

PORTIONEN
1 2 3 4 5 6 ...

BEWERTUNG
☆ ☆ ☆ ☆ ☆

SCHWIERIGKEITSGRAD
○ ○ ○ ○ ○ ○

DATUM

QUELLE

ZUTATEN   ZUBEREITUNG

NOTIZEN

REZEPTNAME

KATEGORIE

ARBEITSZEIT   KOCH-/BACKZEIT

PORTIONEN
1 2 3 4 5 6 ...

BEWERTUNG
☆ ☆ ☆ ☆ ☆

SCHWIERIGKEITSGRAD
○ ○ ○ ○ ○ ○

DATUM

QUELLE

ZUTATEN   ZUBEREITUNG

NOTIZEN

REZEPTNAME

KATEGORIE

ARBEITSZEIT   KOCH-/BACKZEIT

PORTIONEN
1 2 3 4 5 6 ...

BEWERTUNG
☆ ☆ ☆ ☆ ☆

SCHWIERIGKEITSGRAD
○ ○ ○ ○ ○ ○

DATUM

QUELLE

ZUTATEN   ZUBEREITUNG

NOTIZEN

REZEPTNAME

KATEGORIE

ARBEITSZEIT   KOCH-/BACKZEIT

PORTIONEN
1 2 3 4 5 6 …

BEWERTUNG
☆ ☆ ☆ ☆ ☆

SCHWIERIGKEITSGRAD
○ ○ ○ ○ ○ ○

DATUM

QUELLE

ZUTATEN   ZUBEREITUNG

NOTIZEN

REZEPTNAME

KATEGORIE

ARBEITSZEIT   KOCH-/BACKZEIT

PORTIONEN
1 2 3 4 5 6 …

BEWERTUNG
☆ ☆ ☆ ☆ ☆

SCHWIERIGKEITSGRAD
○ ○ ○ ○ ○ ○

DATUM

QUELLE

ZUTATEN   ZUBEREITUNG

NOTIZEN

REZEPTNAME

KATEGORIE

ARBEITSZEIT   KOCH-/BACKZEIT

PORTIONEN
1 2 3 4 5 6 ...

BEWERTUNG
☆ ☆ ☆ ☆ ☆

SCHWIERIGKEITSGRAD
○ ○ ○ ○ ○ ○

DATUM

QUELLE

ZUTATEN   ZUBEREITUNG

NOTIZEN

REZEPTNAME

KATEGORIE

ARBEITSZEIT   KOCH-/BACKZEIT

PORTIONEN
1 2 3 4 5 6 ...

BEWERTUNG
☆ ☆ ☆ ☆ ☆

SCHWIERIGKEITSGRAD
○ ○ ○ ○ ○ ○

DATUM

QUELLE

ZUTATEN   ZUBEREITUNG

NOTIZEN

REZEPTNAME

KATEGORIE

ARBEITSZEIT   KOCH-/BACKZEIT

PORTIONEN
1 2 3 4 5 6 ...

BEWERTUNG
☆ ☆ ☆ ☆ ☆

SCHWIERIGKEITSGRAD
○ ○ ○ ○ ○ ○

DATUM

QUELLE

ZUTATEN   ZUBEREITUNG

NOTIZEN

REZEPTNAME

KATEGORIE

ARBEITSZEIT   KOCH-/BACKZEIT

PORTIONEN
1 2 3 4 5 6 ...

BEWERTUNG
☆ ☆ ☆ ☆ ☆

SCHWIERIGKEITSGRAD
○ ○ ○ ○ ○ ○

DATUM

QUELLE

ZUTATEN   ZUBEREITUNG

NOTIZEN

REZEPTNAME

KATEGORIE

ARBEITSZEIT   KOCH-/BACKZEIT

PORTIONEN
1 2 3 4 5 6 ...

BEWERTUNG
☆ ☆ ☆ ☆ ☆

SCHWIERIGKEITSGRAD
○ ○ ○ ○ ○ ○

DATUM

QUELLE

ZUTATEN

ZUBEREITUNG

NOTIZEN

REZEPTNAME

KATEGORIE

ARBEITSZEIT   KOCH-/BACKZEIT

PORTIONEN
1 2 3 4 5 6 ...

BEWERTUNG
☆ ☆ ☆ ☆ ☆

SCHWIERIGKEITSGRAD
○ ○ ○ ○ ○ ○

DATUM

QUELLE

ZUTATEN   ZUBEREITUNG

NOTIZEN

REZEPTNAME

KATEGORIE

ARBEITSZEIT   KOCH-/BACKZEIT

PORTIONEN
1 2 3 4 5 6 ...

BEWERTUNG
☆ ☆ ☆ ☆ ☆

SCHWIERIGKEITSGRAD
○ ○ ○ ○ ○ ○

DATUM

QUELLE

ZUTATEN   ZUBEREITUNG

NOTIZEN

REZEPTNAME

KATEGORIE

ARBEITSZEIT   KOCH-/BACKZEIT

PORTIONEN
1 2 3 4 5 6 ...

BEWERTUNG
☆ ☆ ☆ ☆ ☆

SCHWIERIGKEITSGRAD
○ ○ ○ ○ ○ ○

DATUM

QUELLE

ZUTATEN   ZUBEREITUNG

NOTIZEN

REZEPTNAME

KATEGORIE

ARBEITSZEIT   KOCH-/BACKZEIT

PORTIONEN
1 2 3 4 5 6 ...

BEWERTUNG
☆ ☆ ☆ ☆ ☆

SCHWIERIGKEITSGRAD
○ ○ ○ ○ ○ ○

DATUM

QUELLE

ZUTATEN

ZUBEREITUNG

NOTIZEN

REZEPTNAME

KATEGORIE

ARBEITSZEIT   KOCH-/BACKZEIT

PORTIONEN
1 2 3 4 5 6 ...

BEWERTUNG
☆ ☆ ☆ ☆ ☆

SCHWIERIGKEITSGRAD
○ ○ ○ ○ ○ ○

DATUM

QUELLE

ZUTATEN   ZUBEREITUNG

NOTIZEN

REZEPTNAME

KATEGORIE

ARBEITSZEIT   KOCH-/BACKZEIT

PORTIONEN
1 2 3 4 5 6 ...

BEWERTUNG
☆ ☆ ☆ ☆ ☆

SCHWIERIGKEITSGRAD
○ ○ ○ ○ ○ ○

DATUM

QUELLE

ZUTATEN   ZUBEREITUNG

NOTIZEN

REZEPTNAME

KATEGORIE

ARBEITSZEIT   KOCH-/BACKZEIT

PORTIONEN
1 2 3 4 5 6 ...

BEWERTUNG
☆ ☆ ☆ ☆ ☆

SCHWIERIGKEITSGRAD
○ ○ ○ ○ ○ ○

DATUM

QUELLE

ZUTATEN   ZUBEREITUNG

NOTIZEN

REZEPTNAME

BEWERTUNG
☆ ☆ ☆ ☆ ☆

KATEGORIE

SCHWIERIGKEITSGRAD
○ ○ ○ ○ ○ ○

ARBEITSZEIT   KOCH-/BACKZEIT

DATUM

PORTIONEN
1 2 3 4 5 6 …

QUELLE

ZUTATEN   ZUBEREITUNG

NOTIZEN

REZEPTNAME

KATEGORIE

ARBEITSZEIT   KOCH-/BACKZEIT

PORTIONEN
1 2 3 4 5 6 ...

BEWERTUNG
☆ ☆ ☆ ☆ ☆

SCHWIERIGKEITSGRAD
○ ○ ○ ○ ○ ○

DATUM

QUELLE

ZUTATEN   ZUBEREITUNG

NOTIZEN

REZEPTNAME

KATEGORIE

ARBEITSZEIT   KOCH-/BACKZEIT

PORTIONEN
1 2 3 4 5 6 …

BEWERTUNG
☆ ☆ ☆ ☆ ☆

SCHWIERIGKEITSGRAD
○ ○ ○ ○ ○ ○

DATUM

QUELLE

ZUTATEN   ZUBEREITUNG

NOTIZEN

REZEPTNAME

KATEGORIE

ARBEITSZEIT   KOCH-/BACKZEIT

PORTIONEN
1 2 3 4 5 6 ...

BEWERTUNG
☆ ☆ ☆ ☆ ☆

SCHWIERIGKEITSGRAD
○ ○ ○ ○ ○ ○

DATUM

QUELLE

ZUTATEN   ZUBEREITUNG

NOTIZEN

REZEPTNAME

KATEGORIE

ARBEITSZEIT   KOCH-/BACKZEIT

PORTIONEN
1 2 3 4 5 6 ...

BEWERTUNG
☆ ☆ ☆ ☆ ☆

SCHWIERIGKEITSGRAD
○ ○ ○ ○ ○ ○

DATUM

QUELLE

ZUTATEN   ZUBEREITUNG

NOTIZEN

REZEPTNAME

KATEGORIE

ARBEITSZEIT   KOCH-/BACKZEIT

PORTIONEN
1 2 3 4 5 6 …

BEWERTUNG
☆ ☆ ☆ ☆ ☆

SCHWIERIGKEITSGRAD
○ ○ ○ ○ ○ ○

DATUM

QUELLE

ZUTATEN   ZUBEREITUNG

NOTIZEN

REZEPTNAME

KATEGORIE

ARBEITSZEIT   KOCH-/BACKZEIT

PORTIONEN
1 2 3 4 5 6 …

BEWERTUNG
☆ ☆ ☆ ☆ ☆

SCHWIERIGKEITSGRAD
○ ○ ○ ○ ○ ○

DATUM

QUELLE

ZUTATEN   ZUBEREITUNG

NOTIZEN

REZEPTNAME

KATEGORIE

ARBEITSZEIT   KOCH-/BACKZEIT

PORTIONEN
1 2 3 4 5 6 ...

BEWERTUNG
☆ ☆ ☆ ☆ ☆

SCHWIERIGKEITSGRAD
○ ○ ○ ○ ○ ○

DATUM

QUELLE

ZUTATEN   ZUBEREITUNG

NOTIZEN

REZEPTNAME

KATEGORIE

ARBEITSZEIT   KOCH-/BACKZEIT

PORTIONEN
1 2 3 4 5 6 ...

BEWERTUNG
☆ ☆ ☆ ☆ ☆

SCHWIERIGKEITSGRAD
○ ○ ○ ○ ○ ○

DATUM

QUELLE

ZUTATEN   ZUBEREITUNG

NOTIZEN

REZEPTNAME

BEWERTUNG
☆ ☆ ☆ ☆ ☆

KATEGORIE

SCHWIERIGKEITSGRAD
○ ○ ○ ○ ○ ○

ARBEITSZEIT   KOCH-/BACKZEIT

DATUM

PORTIONEN
1 2 3 4 5 6 ...

QUELLE

ZUTATEN   ZUBEREITUNG

NOTIZEN

REZEPTNAME

KATEGORIE

ARBEITSZEIT　　　　KOCH-/BACKZEIT

PORTIONEN
1 2 3 4 5 6 ...

BEWERTUNG
☆ ☆ ☆ ☆ ☆

SCHWIERIGKEITSGRAD
○ ○ ○ ○ ○ ○

DATUM

QUELLE

ZUTATEN

ZUBEREITUNG

NOTIZEN

REZEPTNAME

KATEGORIE

ARBEITSZEIT   KOCH-/BACKZEIT

PORTIONEN
1 2 3 4 5 6 ...

BEWERTUNG
☆ ☆ ☆ ☆ ☆

SCHWIERIGKEITSGRAD
○ ○ ○ ○ ○ ○

DATUM

QUELLE

ZUTATEN   ZUBEREITUNG

NOTIZEN

REZEPTNAME

KATEGORIE

ARBEITSZEIT   KOCH-/BACKZEIT

PORTIONEN
1 2 3 4 5 6 ...

BEWERTUNG
☆ ☆ ☆ ☆ ☆

SCHWIERIGKEITSGRAD
○ ○ ○ ○ ○ ○

DATUM

QUELLE

ZUTATEN   ZUBEREITUNG

NOTIZEN

REZEPTNAME

KATEGORIE

ARBEITSZEIT   KOCH-/BACKZEIT

PORTIONEN
1 2 3 4 5 6 …

BEWERTUNG
☆ ☆ ☆ ☆ ☆

SCHWIERIGKEITSGRAD
○ ○ ○ ○ ○ ○

DATUM

QUELLE

ZUTATEN   ZUBEREITUNG

NOTIZEN

REZEPTNAME

KATEGORIE

ARBEITSZEIT   KOCH-/BACKZEIT

PORTIONEN
1 2 3 4 5 6 ...

BEWERTUNG
☆ ☆ ☆ ☆ ☆

SCHWIERIGKEITSGRAD
○ ○ ○ ○ ○ ○

DATUM

QUELLE

ZUTATEN   ZUBEREITUNG

NOTIZEN

REZEPTNAME

KATEGORIE

ARBEITSZEIT   KOCH-/BACKZEIT

PORTIONEN
1 2 3 4 5 6 ...

BEWERTUNG
☆ ☆ ☆ ☆ ☆

SCHWIERIGKEITSGRAD
○ ○ ○ ○ ○ ○

DATUM

QUELLE

ZUTATEN   ZUBEREITUNG

NOTIZEN

REZEPTNAME

KATEGORIE

ARBEITSZEIT   KOCH-/BACKZEIT

PORTIONEN
1 2 3 4 5 6 …

BEWERTUNG
☆ ☆ ☆ ☆ ☆

SCHWIERIGKEITSGRAD
○ ○ ○ ○ ○ ○

DATUM

QUELLE

ZUTATEN   ZUBEREITUNG

NOTIZEN

REZEPTNAME

KATEGORIE

ARBEITSZEIT   KOCH-/BACKZEIT

PORTIONEN
1 2 3 4 5 6 ...

BEWERTUNG
☆ ☆ ☆ ☆ ☆

SCHWIERIGKEITSGRAD
○ ○ ○ ○ ○ ○

DATUM

QUELLE

ZUTATEN   ZUBEREITUNG

NOTIZEN

REZEPTNAME

BEWERTUNG
☆ ☆ ☆ ☆ ☆

KATEGORIE

SCHWIERIGKEITSGRAD
○ ○ ○ ○ ○ ○

ARBEITSZEIT   KOCH-/BACKZEIT

DATUM

PORTIONEN
1 2 3 4 5 6 ...

QUELLE

ZUTATEN

ZUBEREITUNG

NOTIZEN

REZEPTNAME

KATEGORIE

ARBEITSZEIT   KOCH-/BACKZEIT

PORTIONEN
1 2 3 4 5 6 ...

BEWERTUNG
☆ ☆ ☆ ☆ ☆

SCHWIERIGKEITSGRAD
○ ○ ○ ○ ○ ○

DATUM

QUELLE

ZUTATEN   ZUBEREITUNG

NOTIZEN

REZEPTNAME

KATEGORIE

ARBEITSZEIT   KOCH-/BACKZEIT

PORTIONEN
1 2 3 4 5 6 ...

BEWERTUNG
☆ ☆ ☆ ☆ ☆

SCHWIERIGKEITSGRAD
○ ○ ○ ○ ○ ○

DATUM

QUELLE

ZUTATEN   ZUBEREITUNG

NOTIZEN

REZEPTNAME

KATEGORIE

ARBEITSZEIT   KOCH-/BACKZEIT

PORTIONEN
1 2 3 4 5 6 …

BEWERTUNG
☆ ☆ ☆ ☆ ☆

SCHWIERIGKEITSGRAD
○ ○ ○ ○ ○ ○

DATUM

QUELLE

ZUTATEN   ZUBEREITUNG

NOTIZEN

REZEPTNAME

KATEGORIE

ARBEITSZEIT   KOCH-/BACKZEIT

PORTIONEN
1 2 3 4 5 6 ...

BEWERTUNG
☆ ☆ ☆ ☆ ☆

SCHWIERIGKEITSGRAD
○ ○ ○ ○ ○ ○

DATUM

QUELLE

ZUTATEN   ZUBEREITUNG

NOTIZEN

REZEPTNAME

KATEGORIE

ARBEITSZEIT   KOCH-/BACKZEIT

PORTIONEN
1 2 3 4 5 6 ...

BEWERTUNG
☆ ☆ ☆ ☆ ☆

SCHWIERIGKEITSGRAD
○ ○ ○ ○ ○ ○

DATUM

QUELLE

ZUTATEN   ZUBEREITUNG

NOTIZEN

REZEPTNAME

KATEGORIE

ARBEITSZEIT   KOCH-/BACKZEIT

PORTIONEN
1 2 3 4 5 6 ...

BEWERTUNG
☆ ☆ ☆ ☆ ☆

SCHWIERIGKEITSGRAD
○ ○ ○ ○ ○ ○

DATUM

QUELLE

ZUTATEN   ZUBEREITUNG

NOTIZEN

REZEPTNAME

KATEGORIE

ARBEITSZEIT   KOCH-/BACKZEIT

PORTIONEN
1 2 3 4 5 6 ...

BEWERTUNG
☆ ☆ ☆ ☆ ☆

SCHWIERIGKEITSGRAD
○ ○ ○ ○ ○ ○

DATUM

QUELLE

ZUTATEN   ZUBEREITUNG

NOTIZEN

REZEPTNAME

KATEGORIE

ARBEITSZEIT   KOCH-/BACKZEIT

PORTIONEN
1 2 3 4 5 6 ...

BEWERTUNG
☆ ☆ ☆ ☆ ☆

SCHWIERIGKEITSGRAD
○ ○ ○ ○ ○ ○

DATUM

QUELLE

ZUTATEN   ZUBEREITUNG

NOTIZEN

REZEPTNAME

KATEGORIE

ARBEITSZEIT   KOCH-/BACKZEIT

PORTIONEN
1 2 3 4 5 6 ...

BEWERTUNG
☆ ☆ ☆ ☆ ☆

SCHWIERIGKEITSGRAD
○ ○ ○ ○ ○ ○

DATUM

QUELLE

ZUTATEN   ZUBEREITUNG

NOTIZEN

REZEPTNAME

KATEGORIE

ARBEITSZEIT   KOCH-/BACKZEIT

PORTIONEN
1 2 3 4 5 6 ...

BEWERTUNG
☆ ☆ ☆ ☆ ☆

SCHWIERIGKEITSGRAD
○ ○ ○ ○ ○ ○

DATUM

QUELLE

ZUTATEN   ZUBEREITUNG

NOTIZEN

INTERNATIONALE KÜCHEN MASSEINHEITEN UND UMRECHNUNGEN

OUNCES, MILLILITER & CUPS

1 FL OZ	30 ML	2 EL
4 FL OZ	120 ML	½ CUP
8 FL OZ	235 ML	1 CUP
16 FL OZ	475 ML	2 CUPS

CUPS, PINTS & QUARTS

2 CUPS	1 PINT	½ QUART
4 CUPS	2 PINTS	1 QUART
6 CUPS	3 PINTS	1.5 QUARTS
8 CUPS	4 PINTS	2 QUARTS
16 CUPS	8 PINTS	4 QUARTS

QUARTS, GALLONS & OUNCES

2 QUARTS	½ GALLON	8 CUPS
4 QUARTS	1 GALLONS	16 CUPS
8 QUARTS	2 GALLONS	32 CUPS

OUNCES, POUNDS & GRAMM

½ OZ		14 GRAMM
1 OZ		28 GRAMM
4 OZ	¼ LB	114 GRAMM
8 OZ	½ LB	227 GRAMM
12 OZ	¾ LB	340 GRAMM
16 OZ	1 LB	454 GRAMM

TEELÖFFEL, CUPS & MILLILITER

¼ TL		1.2 ML	
½ TL		2.5 ML	
1 TL		5 ML	⅙ FL OZ
3 TL	1 EL	15 ML	½ FL OZ
2 EL	1/8 CUP	30 ML	1 FL OZ
4 EL	1/4 CUP	60 ML	2 FL OZ
8 EL	½ CUP	120 ML	4 FL OZ
12 EL	¾ CUP	175 ML	6 FL OZ
16 EL	1 CUP	235 ML	8 FL OZ
	2 CUPS	475 ML	16 FL OZ
	4 CUPS	1 LITER	34 FL OZ

BACKOFEN TEMPERATUREN

225 °F	110 °C
250 °F	120 °C
275 °F	135 °C
300 °F	150 °C
325 °F	160 °C
350 °F	180 °C
375 °F	190 °C
400 °F	200 °C
425 °F	220 °C
450 °F	230 °C
475 °F	245 °C

ANDERE BÜCHER AUS DER REZEPT MASTER SERIE

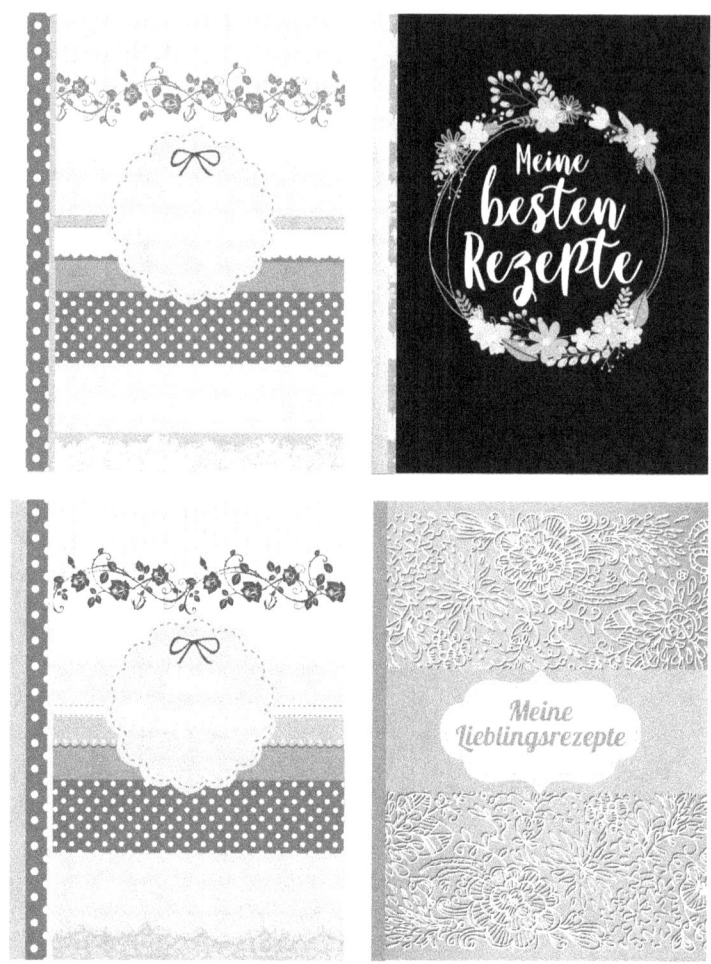

FINDE DEINEN VORNAMEN, INDEM DU IN DIE AMAZON SUCHE
"REZEPT MASTER + GEWÜNSCHTEN NAMEN" EINGIBST.

NAME NICHT DABEI? SCHREIB AN: REZEPTMASTER@GMAIL.COM

\